GRAVELLE URINAIRE

DE SON TRAITEMENT

PAR LES

EAUX MINÉRALES

PAR

LE Dr GÉRARD DELFAU
ANCIEN INTERNE DES HOPITAUX DE PARIS,
Médecin consultant aux eaux de Capvern.

PARIS
V. ADRIEN DELAHAYE ET Cie, LIBRAIRES-ÉDITEURS
PLACE DE L'ÉCOLE-DE-MÉDECINE.
1876

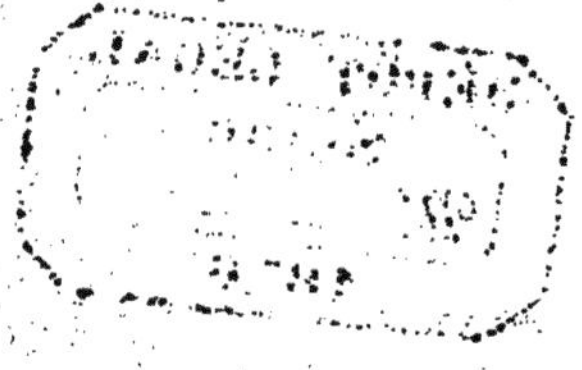

GRAVELLE URINAIRE

DE SON TRAITEMENT

PAR LES

EAUX MINÉRALES

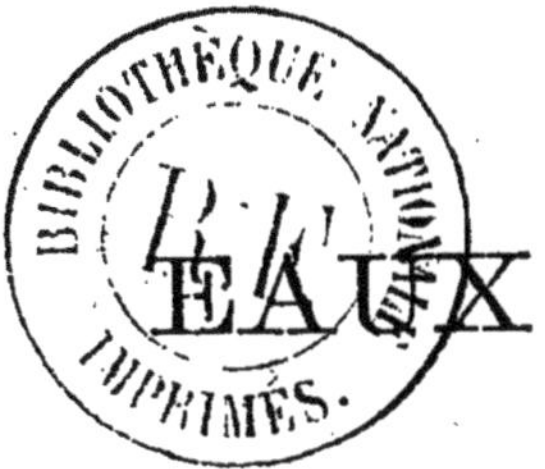

PAR

LE Dr GÉRARD DELFAU

ANCIEN INTERNE DES HOPITAUX DE PARIS,
Médecin consultant aux eaux de Capvern.

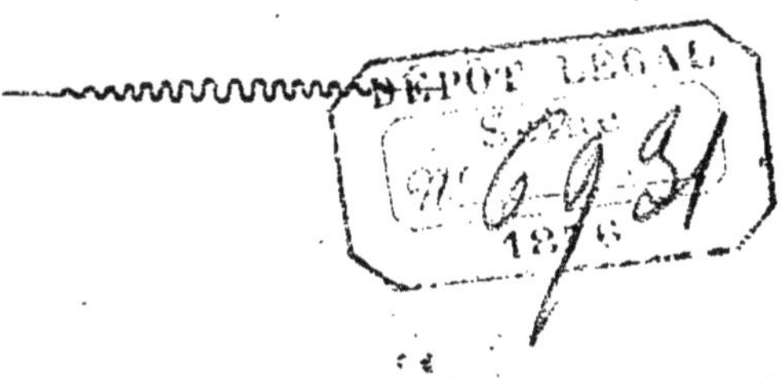

PARIS
V. ADRIEN DELAHAYE ET Cie, LIBRAIRES-ÉDITEURS
PLACE DE L'ÉCOLE-DE-MÉDECINE.

1876

Du même auteur :

ÉTUDE

SUR LES TUBERCULES DE LA PROSTATE

Un vol. in-8. — Paris, 1874, Adrien Delahaye.

GRAVELLE URINAIRE

DE SON TRAITEMENT

PAR LES

EAUX MINÉRALES

« Le médecin digne de ce nom, disait Bérard, guérit quelquefois, soulage souvent, console toujours. » En présence des graveleux, sans les eaux minérales, le praticien serait trop souvent réduit au triste rôle de consolateur. Car, on le sait, du reste, il en est absolument de la gravelle rénale comme de la gravelle hépatique, dont Durand-Fardel disait qu'il ne connaissait pas pour elle de médication curative autre que les eaux minérales. Il faut bien se résoudre à reconnaître, avec ce savant clinicien, sinon l'impuissance absolue, du moins l'infidélité bien grande de tous les moyens pharmaceutiques ; leur infériorité frappera surtout si l'on compare l'action des médicaments qui promettaient le plus, *à priori*, avec les résultats parfois vraiment inespérés que donnent les eaux minérales.

Il n'est donc pas étonnant qu'elles soient devenues la médication à peu près exclusive de cette affection.

Rien de surprenant non plus si l'action de ces eaux a reçu tant d'interprétations.

Très-souvent, trop souvent peut-être, la nature et le mode de production, la pathogénie de la gravelle ont dicté, avec le traitement, l'interprétation de son action ; il est donc indispensable de préciser d'abord cette pathogénie avant de poser les indications thérapeutiques.

PREMIÈRE PARTIE

Nature et modes de production de la Gravelle urinaire.

L'organisme ne conserve son intégrité que grâce à un mouvement continu de décomposition et de recomposition. A mesure que les éléments des tissus sont usés, ils sont remplacés par des éléments nouveaux, dont les matériaux sont constitués par les aliments absorbés. De ces aliments, si les uns concourent à former la trame des tissus, il en est d'autres qui ne servent qu'à entretenir les combustions organiques, à maintenir la température du corps au degré normal.

Résidus des combustions, débris des tissus usés, tous ces déchets organiques doivent être portés au dehors ; tout un système d'organes remplit ces fonctions. Les plus importants, sans contredit, sont les reins. Les artères rénales, qui leur apportent le sang, se résolvent dans la trame de ces glandes en un riche réseau de fins capillaires, offrant ainsi la plus large surface à la « filtration. » Après avoir laissé échapper les déchets organiques, le sang revient dans le torrent de la circulation générale par les veines rénales.

« Filtration, » avons-nous dit ! c'en est une véritable, en effet, qui s'opère, et le nom de « filtre » qu'on donne quelquefois au rein, est très-justement employé, qu'on admette la théorie physiologique de Bowman, ou qu'on lui préfère celle plus répandue de Ludwig. Il ne passe, en effet, que les produits excrémentitiels, et surtout de l'eau qui leur sert de véhicule : l'ensemble constitue l'urine.

C'est l'eau qui varie de quantité ; les matières excrémentitielles sont, au contraire, représentées par un poids à peu près constant, pour les vingt-quatre heures, variant sensiblement, toutefois, suivant les climats, les saisons et surtout l'alimentation. On s'accorde généralement, abstraction faite de l'eau, à admettre pour ces matériaux, éliminés dans les vingt-quatre heures, le poids moyen de 65 grammes qui se répartissent ainsi :

L'*urée*, produit de la combustion des matières protéiques, représente, à elle seule, près de la moitié de ce poids, c'est-à-dire, 30 grammes.

Les *matières extractives* (créatine, créatinine, acide urique, etc.), ou produits incomplets de la combustion des albuminoïdes, représentent un poids de 15 gr.

Quant aux 20 gr. qui restent, ils sont représentés par des sels : 8 gr. de chlorure de sodium, 12 gr. de sulfates, phosphates, lactates, etc., la plupart à base de soude, quelques-uns à base de chaux.

Normalement, toutes ces substances sont dissoutes ; c'est à l'état liquide qu'elles passent des reins dans les bassinets et les uretères, et de là dans la vessie. Formée d'une manière continue, l'urine s'emmagasine dans ce dernier réservoir, pour, de là, n'être portée au dehors que sous l'influence de la volonté.

Dans certaines conditions anormales, plusieurs de ces diverses substances en dissolution peuvent se précipiter et former des concrétions dans les premières voies d'excrétion de l'urine : papilles, calices et surtout bassinet.

Ces concrétions sont le plus souvent ténues et présentent l'aspect de graviers, d'où le nom de gravelle qu'on a donné à cette affection. Elles peuvent être entraînées par l'urine dans la vessie et portées ensuite au dehors. Mais elles peuvent aussi séjourner dans ce réservoir, où elles deviennent le point de départ des pierres ou calculs vésicaux. Car « le noyau suspendu dans la bile ou dans l'urine attire à lui, par une sorte d'attraction cohésive, toutes les molécules susceptibles de s'attacher, comme dans un liquide tenant un sel en dissolution, on voit tout un arbre de cristallisation se grouper autour d'un premier point cristallisé. » (Durand-Fardel, *Traité pratique des maladies chroniques*, t, II, p. 270.)

Ces concrétions peuvent présenter le volume le plus variable, depuis celui d'un grain de mil ou même moins, jusqu'à celui d'un œuf de pigeon ou même de poule. Leur forme est aussi variable que leur volume : la plupart présentent des aspérités qui, dans leur trajet, déchirent l'uretère et peuvent amener non-seulement ces accès de douleurs atroces, qui constituent la colique néphrétique, mais encore parfois de l'hématurie.

Leur composition varie ; elle est très-importante.

Abstraction faite des calculs de cystine et de xanthine, qui ne nous arrêteront pas à cause de leur rareté, ils peuvent être constitués :

1° Par de l'*acide urique* et des *urates ;*

2° Par de l'*oxalate calcaire ;*

3° Par du *phosphate ammoniaco-magnésien et calcaire ;*

4° Quelques concrétions présentent une composition mixte : c'est ainsi qu'à l'*acide urique* et aux *urates*, qui d'ordinaire constituent le noyau, viennent se joindre une couche d'*oxalate calcaire* et de *phosphate calcaire*.

Nous ne nous occuperons pas ici de la *gravelle pileuse, pilimiction*, *trichiasis* des voies urinaires, qui consiste dans l'expulsion au dehors, mêlés à l'urine, de poils qui proviennent très-probablement, ainsi que l'a démontré Broca, de kystes fœtaux situés dans les voies urinaires. D'autant qu'on arrive le plus souvent à constater qu'ils viennent du dehors, soit qu'ils aient été introduits involontairement dans l'urèthre par des malades se sondant eux-mêmes, soit qu'il s'agisse de ces faits dans lesquels, par suite d'une aberration du sens génital, des femmes s'étaient introduit dans la vessie des poils avec d'autres corps étrangers. Ainsi, « une dame d'âge respectable, rendit une touffe de poils soumise à l'examen de Leeuwwenhoek. L'emploi du microscope démontra qu'il s'agissait, non pas de poils humains, mais d'une touffe de laine au milieu de laquelle se trouvaient des fragments de bois et de paille. Telle est encore l'histoire de cette mèche de cheveux qui, au rapport de Cruveilhier, fut présentée par un chirurgien anglais à la clinique de Dupuytren. Cette mèche avait été retirée à Londres de la vessie d'une « dame de qualité de mœurs pures. » Elle était de couleur différente des cheveux de cette dame. Aussi le chirurgien anglais ne doutait-il pas que ces cheveux eussent pris naissance dans la cavité des voies urinaires. Mais un examen attentif démontra que ces cheveux étaient liés par un fil. » (L. Desnos, *Nouveau Dictionnaire de médecine et de chirurgie pratiques*, art.

Gravelle). Malgré le nom de GRAVELLE *pileuse* sous lequel on les désigne, de pareils faits, on le comprend de reste, n'ont rien à démêler avec la thérapeutique thermale.

Une distinction capitale doit tout d'abord être faite entre la *gravelle urique* et la *gravelle phosphatique*, tant au point de vue de la nature et du mode de production qu'au point de vue du pronostic et du traitement.

I. — GRAVELLE PHOSPHATIQUE.

Durand-Fardel a proposé de distinguer deux groupes des gravelles : gravelle catarrhale et gravelle diathésique ; cette dernière, la gravelle urique étant liée à une diathèse, la goutte, par opposition à la gravelle phosphatique, qui est amenée, comme nous l'allons voir, par le catarrhe vésical. Cette distinction est fort juste, mais à condition, toutefois, que l'épithète de catarrhale ne soit pas exclusive de toute idée de diathèse. Il y a des cas où le catarrhe est lui-même sous la dépendance d'une maladie générale, en sorte que la gravelle qu'il produit est elle-même indirectement, sans doute, sous l'influence de cette maladie générale.

Une inflammation, plus ou moins étendue de la muqueuse des voies urinaires, donne naisssance à du muco-pus. Celui-ci, agissant comme ferment sur l'urine, dédouble l'urée en eau et en carbonate d'ammoniaque. Cet ammoniaque produit un double effet : en même temps qu'il transforme le phosphate de magnésie, qui était soluble, en phosphate ammoniaco-magnésien, il change la réaction de l'urine : d'acide qu'elle était, celle-ci devient alcaline. Sous l'influence de ce nouvel état de l'urine, le phosphate de chaux précipite, ainsi que le phosphate ammoniaco-magnésien, qui est le plus important. La gravelle phosphatique est constituée.

C'est donc le catarrhe vésical qui lui donne naissance. Tout ce qui peut amener ce catarrhe peut indirectement amener, par conséquent, la gravelle phosphatique. Parmi ces causes, les plus fréquentes de beaucoup, ce sont les altérations de l'urèthre et de la prostate, qui agissent en amenant la stagnation de l'urine dans le réservoir urinaire. Ce qui explique la fréquence si grande de cette affection chez l'homme, et notamment chez le vieillard.

Les écarts de régime, les états cachectiques, la déglobulisation du sang, en diminuant la contractilité de la tunique musculaire vésicale, provoquent encore la stagnation et, par suite, le catharre et la gravelle.

Des calculs, ou simplement une gravelle préexistante, une gravelle urique le plus souvent, amènent le même résultat par irritation mécanique.

Là se bornerait, pour quelques médecins, l'étiologie de la cystite chronique. Or, on a sans doute exagéré l'influence des diathèses; mais nous ne croyons pas qu'on puisse la nier. Sans aller certes aussi loin que les médecins anciens qui croyaient à la « répercussion de la gale, » il y a lieu, ce nous semble, d'admettre avec un grand nombre de médecins autorisés, des manifestations vésicales de la goutte, du rhumatisme, de l'herpétisme, de la scrofule.

Les prétendus cas de cystites goutteuses, a-t-on

dit, ne sont que des cystites calculeuses. Le plus souvent, sans doute, il en est ainsi : la gravelle, qui seule mérite l'épithète de goutteuse, amène la cystite par irritation mécanique. Mais, en est-il toujours ainsi? nous ne le croyons pas, et pour nous comme pour M. Charcot, le cas « d'*irritable bladder* » (vessie irritable) des médecins anglais ne sont autre chose que des cystites goutteuses. Le cas de catarrhe vésical, sans gravelle, que rapporte le savant professeur de l'école de Paris, ne saurait, il nous semble, laisser prise à la critique. Todd en rapporte un autre tout aussi concluant.

Quant au rhumatisme, sans vouloir confondre avec les maladies *a frigore* les affections liées au rhumatisme, nous ne pouvons nous empêcher d'admettre, dans certains cas, une relation entre cette diathèse et le catarrhe vésical ou certaines cystalgies. Quelques observations personnelles nous portent même à croire que les douleurs vésicales sourdes, qu'amène souvent la blennorrhagie, ne sont pas aussi constamment qu'on l'admet, liées à la propagation de l'inflammation de l'urèthre à la vessie.

Nous admettons aussi l'influence de l'herpétis et de la scrofule.

II. — GRAVELLE URIQUE.

Gravelle rouge, gr. diathésique, gr. goutteuse, arthritique.

A l'état normal, les matières protéiques absorbées sont brûlées dans l'intimité des tissus, et le produit de cette combustion est l'*urée*. Il y a d'ordinaire une partie de ces matériaux qui est incomplètement brûlée; le résidu de cette combustion incomplète c'est l'*acide urique* (le centième environ du chiffre de l'urée; c'est-à-dire qu'il se forme, en moyenne, par vingt-quatre heures, 30 centigrammes d'acide urique pour 30 grammes d'urée).

Entraîné dans le torrent circulatoire, cet acide urique est éliminé par les reins; qu'il soit retenu dans les vaisseaux, son chiffre viendra s'ajouter à la petite quantité que le sang charriait pour l'éliminer; il s'y trouvera en excès.

Au lieu d'une diminution dans la dépense, qu'on suppose une augmentation dans l'apport, le résultat sera le même; produit en plus grande quantité, l'acide urique sera encore en excès. Dans ce dernier cas, de production plus grande, celle-ci peut avoir lieu de deux manières. Ou bien les matériaux azotés étant introduits en trop grande quantité, il y a surcharge, d'où leur combustion imparfaite, et comme résidu l'acide urique. Ou bien, la quantité du combustible restant la même, celui-ci est incomplètement brûlé parce que les oxydations organiques ne s'exécutent pas normalement.

Donc : 1° Excès de matériaux à oxyder, d'où production d'acide urique; 2° défaut d'oxydation, amenant le même résultat; 3° défaut d'excrétion de ce résidu, tels sont les trois mécanismes par lesquels agissent toutes les causes qui amènent chez les goutteux les manifestations de sa maladie.

Ces mêmes phénomènes peuvent fort bien se montrer en dehors de la goutte. Pas n'est besoin d'être goutteux pour avoir accidentellement, pendant un espace de temps plus ou moins long, un excès d'acide urique dans le sang. Il s'élimine de même par les reins, et se dépose sous forme de sable rouge au fond du vase où l'urine a été recueillie. C'est ainsi que des erreurs d'hygiène plus ou moins prolongées, un simple écart de régime peuvent amener momentanément ce résultat.

On se rend très-nettement compte en pareil cas de l'accumulation dans le sang, puis de l'élimination par les reins, de cet acide urique accidentellement produit en excès. Mais en revanche on ignore absolument ce qui peut faire que tel individu combure moins d'une manière générale, persistante, à l'état constitutionnel enfin, les matières protéiques introduites dans son économie. Les mets épicés, vins généreux, etc, expliquent seulement l'aggravation momentanée de cet état. Ici comme pour la goutte, on ne peut que constater cette déviation fonctionnelle, morbide, cette « dystrophie constitutionnelle. »

Les rapports de nature de la goutte et de la gravelle urique sont, on le voit, extrêmements étroits, puisque le grand fait qui domine la physiologie pathologique de la goutte, c'est la production de l'acide urique, que cette substance soit transportée et déposée par le sang dans divers organes, ou qu'elle soit entraînée par l'urine au dehors. La gravelle urique, quant à elle, est constituée par la précipitation en sable et en graviers de cet acide urique filtré par les reins.

Fréquemment aussi elle accompagne le diabète, mais on sait les relations de cette maladie elle-même avec la goutte.

Nous en dirons autant de la gravelle biliaire et de certaines maladies de la peau.

La même dystrophie constitutionnelle domine tous ces états morbides.

Mais ce vice constitutionnel de la nutrition lui-même, cette diathèse, quelle en est la nature?

Ce ne sont certes pas les explications qui manquent, et ce serait une bien curieuse mais bien stérile histoire à écrire que celle des hypothèses qui ont tour à tour été proposées pour expliquer la nature intime et la cause première de la goutte. Solidistes et humoristes, animistes et vitalistes, etc, ont tour à tour invoqué « l'indigestio viscerum » (Boerhaave et Van-Swieten); — le « trouble des premières puissances motrices » (Cullen), — « un trouble de l'archée » (Van Helmont), — « l'acrimonie du liquide synovial » (Paracelse). — « l'humeur pituiteuse » (Fernel). — Il n'est pas jusqu'à « l'élaboration vicieuse du liquide spermatique » qui n'ait été incriminée (par Pietsch).

Toutes ces idées, pas n'est besoin de le dire, sont fausses, quand elles ne sont pas grotesques, — ou obscures au point de faire dire d'elles ce que Van Helmont disait lui-même, non sans mélancolie, de sa doctrine alambiquée : « qui me intelligit rarus est. »

C'est seulement dans ces derniers temps que la nature de la goutte est entrée sous une phase réellement scientifique. La découverte de l'acide urique en excès dans le sang des goutteux a éclairé d'un jour subit et nouveau cette maladie. Mais quelques médecins n'ont pas su éviter l'excès : prenant l'effet pour la cause, ils ont considéré comme la maladie elle-même ce qui n'en est qu'une manifestation.

L'uricémie (ou présence en excès de l'acide urique dans le sang) n'est pas plus la goutte que la *glycosurie* n'est le diabète, pas plus que l'*Albuminurie* n'est le mal de Bright. Uricémie, glycosurie, albuminurie, autant d'altérations, de symptômes si l'on préfère, liés sans doute le plus souvent à la goutte, au diabète, au mal de Bright, mais ces derniers n'en méritent pas moins seuls, le nom de maladies.

Ces altérations, d'ailleurs, consistant dans la présence d'un chiffre donné d'acide urique, de sucre, d'albumine dans le sang, ne laissent pas que de se montrer dans des états morbides très-différents de ceux cités plus haut. C'est ainsi que, pour parler seulement de l'uricémie, on la constate, sans parler des maladies fébriles, dans l'intoxication saturnine, dans le rhumatisme. Comme celles de toutes les maladies, la nature intime et la cause première de la goutte constituent une inconnue de plus à ajouter à tant d'autres.

C'est à connaître et à combattre ses manifestations qu'il est urgent de s'attacher. C'est la seule voie féconde.

Ce n'est déjà pas une tâche si facile; et rien que la délimitation stricte de la goutte, son existence même comme maladie indépendante, constituent l'une des questions les plus difficiles et les plus vivement controversées de la pathologie générale.

Or, puisque nous considérons la gravelle urique comme une manifestation de la goutte, il est urgent de préciser ce que nous entendons par là. Les manifestations de la goutte et du rhumatisme doivent-elles être considérées indistinctement comme les manifestations d'une seule et même maladie constitutionnelle : l'arthritisme, qui compterait la gravelle urique parmi ses déterminations ? Ou bien doit-on distinguer soigneusement le rhumatisme de la goutte, en rapportant à cette dernière diathèse l'affection qui nous occupe?

Ces questions de doctrine, difficiles, ardemment discutées, nous avons ici le devoir strict, sinon de les trancher, au moins de les examiner.

Quelles significations attribuent aux mots « goutte » et « rhumatisme » les observateurs les plus autorisés? comment les unicistes comprennent-ils la réunion du rhumatisme et de la goutte en une seule maladie, l'arthritisme, c'est ce que nous allons exposer brièvement.

1° *Goutte*

Durand Fardel définit la goutte une maladie caractérisée : *physiologiquement* par une anomalie de l'oxydation des principes azotés contenus dans le sang; *anatomiquement* par la présence en excès de l'acide urique dans le sang, par le dépôt d'urate de soude sur les surfaces articulaires, à l'entour des articulations, et dans quelques autres points de l'économie; — *pathologiquement* par des fluxions inflammatoires articulaires occupant surtout les petites articulations, particulièrement celles du pied, et tout spécialement celle du gros orteil, fluxions qui se reproduisent à des intervalles plus ou moins rapprochés, et qui, quelles que soient leur intensité et leur durée, ne laissent guère d'autres produits pathologiques que de l'urate de soude...... » (Durand-Fardel : Traité pratique des maladies chroniques, t. 1, p. 25).

C'est là la définition de la goutte vulgaire, normale. Outre ces manifestations articulaires, la goutte en présente d'autres excessivement multiples, très-variées de siége et de manifestations, dont nous allons donner un rapide aperçu : simple énumération qui montre d'un coup d'œil combien les mille déterminations de la goutte sont difficiles à surprendre.

Les dyspepsies, les hépatites, les laryngites, les migraines, et bien d'autres états morbides qu'on individualise trop souvent à tort, ne sont le plus souvent rien autre chose que des modes de manifestation de telle ou de telle maladie générale ; plusieurs maladies ayant même pour manifestation commune la même affection. De sorte qu'une laryngite, une hépatite, une néphrite étant reconnues, le diagnostic est loin d'être complet, il s'agit encore de savoir si cette affection est déterminée par la tuberculose, la scrofule, l'herpétis, la goutte, le rhumatisme, la syphilis, l'alcoolisme, etc.

Une simple énumération montrera quels organes peut frapper la goutte, et de quelle manière:

Estomac : dyspepsie goutteuse ;

Intestin : Entéralgie goutteuse, constipation, hémorrhoïdes ;

Foie : hépatite goutteuse (confondue quelquefois avec des altérations alcooliques, syphilitiques, mercurielles). — Calculs hépatiques (qui sont pour les uns des manifestations, pour les autres des complications de la goutte).

Cœur : Dégénérescence graisseuse du muscle cardiaque ;

Angine de poitrine : Quelquefois elle est liée à la goutte ;

Artères : Transformation calcaire ;

Varices dans certain cas ;

Larynx : Laryngite goutteuse (Isambert) ; concrétions tophacées des cartilages du larynx ;

Bronchite goutteuse ;

Asthme : Serait le plus souvent de nature goutteuse ; G. Sée ne l'admet que pour les cas où l'asthme succède à la disparition de l'affection articulaire.

Congestion cérébrale, quelquefois ;

Apoplexie : Suite d'altérations goutteuses des vaisseaux cérébraux ;

Convulsions, délire, coma, liés à des altérations goutteuses des reins ;

Folie goutteuse ;

Vertiges ;

Migraine presque toujours goutteuse ;

Epilepsie : Parfois d'après Garrod, elle peut être causée par la goutte, très-rarement d'ailleurs.

Hypochondrie par l'intermédiaire de la dypsepsie.

Névralgies diverses, très-fréquemment goutteuses.

Crampes ;

Affections de la peau ;

Néphrite goutteuse :

Gravelle urinaire ;

Cystite : directement goutteuse ; rare.

Ophthalmies goutteuses ;

Dépôts uratiques *auriculaires* ;

Chacune de ces nombreuses affections peut donc,

dans quelques cas, reconnaître la goutte pour origine; mais une infinité d'autres causes sont également susceptibles de leur donner naissance. Aussi, autant il est facile de reconnaître la goutte normale, régulière, vulgaire; autant les manifestations que nous venons de passer en revue présentent-elles d'ordinaire les plus grandes difficultés de diagnostic. N'ayant pas d'ailleurs à nous en occuper ici, nous ne ferons qu'en signaler les éléments principaux :

« 1° Soudaineté du début ; 2° grande mobilité et tendance au déplacement ; 3° nature des phénomènes morbides ; 4° siége des accidents ; 5° inefficacité du traitement qui ne s'adresse pas à la diathèse goutteuse. » (Jaccoud et Labadie-Lagrave ; Nouveau dictionnaire de médecine et de chirurgie pratiques, art. *Goutte*, p. 623.)

2 *Rhumatisme.*

Sans signification étymologique précise, le mot de rhumatisme a été employé dans les sens les plus divers. Sa conception a été tour à tour élargie ou restreinte : c'est ainsi que d'aucuns ont englobé sous cette dénomination toutes les maladies *a frigore;* quelle que fût leur nature, le froid était suspect de les avoir amenées, l'étiquette de rhumatisme leur était imposée. D'autres au contraire, réunissant sous ce nom à-peu-près toutes les arthropathies, en ont exclu toute affection siégeant en dehors des articulations.

Pour ajouter à la confusion, non-seulement on a considéré comme dépendant de la diathèse rhumatismale des affections qui ne lui appartiennent pas ; mais tous les jours ce même mot sert à désigner des choses différentes, différentes même dans l'esprit de celui qui l'emploie (rhumatisme noueux).

L'Arthrite noueuse (Rhumatisme noueux, goutte asthénique primitive, rhumatisme goutteux) n'a rien à voir, en effet avec le rhumatisme, pas plus d'ailleurs qu'avec la goutte, malgré les noms qu'on lui a quelquefois donnés.

Il n'est pas jusqu'au *rhumatisme articulaire chronique simple* qui ne doive être la plupart du temps rattaché à la scrofule, à la syphilis, à l'anémie, à la phthisie, plutôt qu'au rhumatisme.

Quant au *rhumatisme articulaire aigu*, fait-il partie de la diathèse rhumatismale, ou n'est-il qu'une « pyrexie à détermination articulaire (*rheumatic fever* des anglais), au même titre que les fièvres exanthématiques sont une pyrexie à détermination cutanée ?... » c'est une question non encore définitivement tranchée, chacune des deux solutions compte pour elle des observateurs considérables.

Le rhumatisme est généralement considéré comme une maladie ayant pour siége de ses déterminations le tissu conjonctif, les muscles, la peau, les nerfs et les viscères, et se caractérisant : « 1° par la *douleur* indépendante et isolée de tout autre acte morbide; 2° par le *siége* de cette douleur dans le tissu fibreux ; 3° par sa mobilité, par sa tendance à la récidive, en un mot par son installation constitutionnelle. » (Durand-Fardel, loc. cit., t. I, p. 361.)

Nous n'avons pas à décrire ici ces manifestations dans leur mille variétés, il nous suffira d'une rapide énumération des organes que frappe le rhumatisme.

Tissu conjonctif en général, et en particulier le tissu conjonctif fibreux des articulations et des muscles.

Les *muscles* eux-mêmes : non-seulement les muscles externes (surtout muscles sacro-lombaires, lumbago), mais aussi les muscles internes : rhumatisme de l'utérus, de l'estomac, de la langue, du pharynx, du diaphragme.

Appareil circulatoire : on voit en dehors de toute attaque de rhumatisme articulaire aigu des péricardites et surtout des endocardites liées à la diathèse rhumatismale. Quant à l'altération des artères, « on ne s'écarte pas de la vérité en admettant que la métamorphose graisseuse est plus commune dans le rhumatisme, qui d'ailleurs affecte de préférence les grosses artères, tandis que la transformation calcaire est plus ordinaire dans la goutte. » (E. Lancereaux, *Dictionnaire encyclopédique des sciences médicales*, art. Artère (pathologie), p. 293.)

Pour ce qui est des *affections cérébrales*, il est probable, comme le fait observer Benj. Ball, que les cas observés se rapportent plutôt à la goutte ou à un rhumatisme articulaire subaigu.

Folie rhumatismale.

Dyspepsie et *gastralgie* rhumatismales.

On trouve dans le rhumatisme, moins souvent, il est vrai, que dans la goutte, des altérations granuleuses des reins.

Cystite chronique.

Troubles fonctionnels de l'*utérus* (Todd, Fuller).

La *migraine*, qui est plus spécialement une affection goutteuse, se montre aussi quelquefois comme manifestation du rhumatisme, d'après Charcot, cité par Benj. Ball (Benj. Ball, *Du rhumatisme viscéral*, thèse pour le concours d'agrégation de Paris, 1866).

Névralgies rhumatismales (rhumatisme névralgique), qu'il ne faut pas confondre avec les névralgies *à frigore*, dont il est d'ailleurs très-difficile de les distinguer.

Dermalgie rhumatismale, décrite par Beau (*Archives générales de médecine*, 1821).

Paralysie rhumatismale, moins fréquente qu'on ne le croit généralement (B. Ball). Sans parler, en effet, des paralysies *réflexes* de Brown-Sequard, que l'on confond souvent avec elles, sans parler d'arthrites vertébrales chroniques, qui les simulent au premier examen, sans parler surtout de prétendues paraplégies qui n'étaient autre chose que des arthrites des membres inférieurs, il convient encore d'en distraire les paralysies *a frigore*, car, on le sait aujourd'hui, celle-ci s'accompagnent d'altérations de la moelle.

Dermatoses : érythème noueux ; les dermatoses du groupe des « arthridite » de Bazin, qui sont, il est vrai, le plus souvent des manifestations de la goutte, sont cependant liées dans certains cas au rhumatisme.

On le voit, de nombreux points de contact semblent rapprocher la goutte et le rhumatisme ; de nombreuses dissemblances, d'autre part, semblent les séparer.

Ainsi, le rhumatisme est une maladie des pauvres, la goutte est la maladie des gens riches.

Dans l'étiologie du rhumatisme, c'est le froid qui tient la première place, tandis que dans l'étiologie de la goutte nous voyons figurer surtout les erreurs d'hygiène et de régime, le défaut d'exercice, etc.

Sans nier l'hérédité du rhumatisme, il faut bien reconnaître qu'elle est plus inconstante que celle de la goutte.

Pour ce qui est des déterminations morbides, le rhumatisme et la goutte frappent surtout les mêmes organes, mais avec des prédilections différentes. Tandis, en effet, que le rhumatisme frappe si fréquemment l'organe central de la circulation, c'est, dans la goutte, l'estomac qui est le plus souvent atteint. En sorte que Ball a pu dire fort justement que la goutte est à l'estomac ce que le rhumatisme est au cœur.

C'est ainsi encore que, liés parfois au rhumatisme, l'asthme, la migraine, la néphrite, sont presque toujours engendrés par la goutte.

Et même alors qu'ils atteignent un même organe, les deux maladies le frappent différemment d'habitude. C'est ainsi que pour le cœur, la goutte amène la dégénérescence graisseuse de la fibre musculaire, au lieu que dans le rhumatisme, c'est l'altération de l'endocarde, de l'endocarde valvulaire spécialement que l'on observe. Comme le cœur, les artères présentent des altérations rhumatismales et des altérations goutteuses; mais « la métamorphose graisseuse est plus commune dans le rhumatisme, qui, d'ailleurs, affecte de préférence les grosses artères, tandis que la transformation calcaire est plus ordinaire dans la goutte. » (E. Lancereaux, loc. cit.)

On sait enfin que, contrairement au rhumatisme, c'est l'excès d'acide urique dans le sang qui domine la physiologie pathologique de la goutte. Toutefois, cet excès d'acide urique n'est pas aussi spécifique qu'on a bien voulu le dire, car, moins constamment, sans doute, et à un moindre degré, il se rencontre aussi pourtant dans le rhumatisme (Edwards, Einsenmann).

3° *Arthritisme.*

Tandis que d'éminents cliniciens, insistant sur ces faits, proclament la séparation du rhumatisme et de la goutte, nous voyons d'autres observateurs non moins distingués combattre cette doctrine. Frappés, non plus par les dissidences, mais par les analogies qui l'emportent pour eux, ces derniers ne distinguent pas la goutte du rhumatisme : ils en considèrent les manifestations indistinctement, comme celles d'une seule et même maladie constitutionnelle, qu'ils appellent l'*arthritis*, l'ensemble des manifestations elles-mêmes prenant le nom d'*arthritisme.*

Comme c'est Bazin qui en a été le défenseur le plus autorisé et le plus militant, c'est d'après lui que nous en donnerons une description succincte.

Le savant médecin de Saint-Louis définit l'arthritis (1), « une maladie constitutionnelle non contagieuse, caractérisée par des manifestations variées sur divers systèmes organiques, ou spécialement par des affections de la peau, des manifestations articulaires, et la tendance à la formation d'un produit morbide particulier, le tophus. »

La maladie, outre les *prodomes*, qu'on pourrait

(1) Bazin. Leçons théoriques et cliniques sur les affections cutanées de nature arthritique et dartreuse, 2e édit., 1868.
Id. Leçons théoriques et cliniques sur les affections génériques de la peau.

aussi bien appeler la constitution arthritique, comprend quatre périodes, se déroulant généralement dans leur ordre régulier.

Prodomes: « Le tempérament est sanguin ou lymphatico-sanguin ; les yeux s'injectent avec la plus grande facilité. Le système musculaire est notablement développé, et il y a une tendance très-marquée à l'embonpoint, et même à l'obésité. » Chute prématurée des cheveux, augmentation de la transpiration cutanée, surtout aux extrémités, à la paume des mains, à la plantes des pieds; ou encore aux aisselles, à l'aine, dans la région inter-fessière (d'où : hydrosadénites intertrigo, etc.).

Appétit modéré, tendance à la constipation. Urines souvent sédimenteuses, rouges et briquetées. Prédisposition aux congestions céphaliques avec éblouissements et tintements d'oreilles, écoulements sanguins (épistaxis, ménorrhagies, hémorrhoïdes, etc.) : telle est la constitution arthritique : ce n'est pas encore l'état pathologique, mais ce n'est déjà plus l'état de santé.

Nous renvoyons à Bazin, Pidoux, etc., pour les détails, nous ne ferons que donner ici la marche générale que suit la maladie, d'après l'éminent nosologiste de Saint-Louis.

La 1re *période* est marquée par des affections légères et superficielles, se manifestant surtout du côté des muqueuses des voies respiratoires, telles que certains coryzas, certaines angines ou bronchites, etc. Dans la même période apparaissent encore, du côté de la peau, ces éruptions cutanées passagères qui constituent les arthritides primitives et pseudo-exanthématiques.

2ᵉ *Période :* on observe des éruptions plus tenacese t plus limitées, et qui forment le groupe des arthritides circonscrites, telles que l'eczéma, le psoriasis arthritique, etc. ; à ces affections se joignent parfois des attaques passagères de rhumatisme articulaire aigu ou de goutte.

3ᵉ *Période ;* les affections cutanées tendent à disparaître, tandis que les affections articulaires deviennent au contraire fixes et s'accompagnent de dépôts tophacés. Ces arthropathies sont évidemment à mettre à coté des arthropathies scrofuleuses et syphilitiques.

La 4ᵉ *période* comprend les affections viscérales, telles que les affections organiques du cœur, le catarrhe suffocant, les hémorragies parenchymateuses, etc.

Telle est l'évolution de l'arthritis ; quant aux formes que cette maladie peut revêtir, Bazin en reconnaît quatre.

1° *Forme commune :* les affections présentent dans leur évolution la marche par périodes successives que nous venons d'étudier.

2° *Forme bénigne :* rareté et bénignité des accidents, quelquefois absence d'une ou de plusieurs périodes.

3° *Forme maligne :* gravité insolite ; apparition prématurée des lésions organiques viscérales.

4° *Forme fixe primitive* qui présente elle-même deux variétés : l'une, qu'on peut appeler la forme *articu-*

laire, est caractérisée par la localisation du rhumatisme ou de la goutte sur une ou plusieurs articulations ; la seconde, qui constitue la forme *herpétique*, est une forme fixe primitive inverse de la précédente et dans laquelle les affections se montrent sur la peau et sur les muqueuses, tandis que les articulations sont respectées par la maladie. De ces deux variétés, la première peut être bénigne en ce sens que les articulations atteintes peuvent être nombreuses et touchées légèrement ; la seconde est toujours grave, sinon par la rapidité avec laquelle elle entraînerait la terminaison fatale, du moins par la persistance et la ténacité des affections cutanées ».

Bazin ne se contente pas de réédifier l'arthritis, il en formule doctrinalement la thérapeutique. Pour ce qui concerne la médication hydrominérale, tandis qu'il réserve d'une manière générale les eaux sulfureuses et les chloro-bromo-iodurées pour la scrofule, et les arsénicales pour l'herpétis ; il considère la médication alcaline comme spécifique de l'arthritis.

Quant aux eaux sulfureuses, chlorurées-sodiques, arsénicales, cuivreuses, etc., il les emploie suivant les cas à titre d'agents pathogénétiques ou dynamiques.

Tel est l'état de cette question, l'une des plus vivement controversées de la pathologie. Nous trouvons dans l'un et l'autre camp des hommes également convaincus, également considérables. Tandis que nous voyons attachés à la fortune de l'arthritis, des noms tels que Bazin, Chomel, Grisolle, Requin, Pidoux, nous pouvons voir soutenir la séparation du rhumatisme et de la goutte par Trousseau, Tardieu, Monneret, Hardy, Chauffard, Gintrac, Desnos.

En présence d'une telle division parmi les plus éminents cliniciens, on comprend la réserve de quelques-uns : « Des différences symptomatiques bien tranchées, dit Noël Gueneau de Mussy, séparent la goutte et le rhumatisme dans leurs formes typiques franchement accentuées ; mais ceux-là même qui s'appuient sur ces différences pour en faire deux maladies essentiellement distinctes, sont forcés d'avouer qu'il y a certain cas où cette distinction est difficile : on recontre des nuances intermédiaires dont il n'est pas toujours aisé de déterminer la place dans le cadre nosologique ; et suivant qu'on considère leurs caractères objectifs ou le terrain constitutionnel sur lequel elles ont germé, on peut hésiter à les attribuer à l'une ou à l'autre de ces affections qui présentent à la fois des dissidences si profondes et des affinités si nombreuses. » Il faut donc reconnaître avec le savant médecin de l'Hôtel-Dieu de Paris que, si la goutte et le rhumatisme ne sont pas deux formes d'une même diathèse, ce sont au moins deux maladies qui ont entr'elles de nombreuses affinités, et comme une sorte de parenté, ou peut-être même « deux branches émanées d'un même tronc, » selon l'expression frappante de Pidoux.

En résumé, suivant que l'on envisage la goutte et le rhumatisme comme formant deux maladies distinctes, ou ne constituant qu'une seule et même maladie, on doit considérer la gravelle urique comme une manifestation goutteuse ou arthritique.

III. — GRAVELLE OXALIQUE

La gravelle phosphatique et la gravelle urique sont les plus importantes ; mais elles ne sont pas les seules.

Sous l'influence de la goutte, on peut voir *l'acide oxalique* se former par suite de réactions ayant pour éléments diverses substances animales ou végétales introduites dans l'économie.

Bien entendu qu'il en est ici exactement de même que pour la gravelle urique ; en dehors de toute diathèse, on peut voir l'acide oxalique apparaître accidentellement dans les urines. Dans ces cas, il a été introduit dans l'économie avec des aliments qui le contenait tout fait déjà ; des végetaux presque toujours.

La gravelle oxalique ne doit pas, bien entendu, se confondre avec *l'oxalurie* ou *diathése oxalique* caractérisée par la présence dans l'urine et en quantité anormale d'oxalates en solution. Nous ne nous en occuperons pas d'ailleurs, car il s'en faut que l'existence de cette diathèse soit généralement admise.

IV. — GRAVELLE DE CYSTINE.

La *gravelle de cystine* serait, pour Pelouze et Frémy, un dérivé de l'acide urique, tandisque Golding-Bird la considère comme un dérivé de l'albumine. Que l'on admette le mode de production du chimiste français ou du savant américain, il paraît probable que la gravelle de cystine présente d'étroites relations avec la goutte, et vient ainsi prendre place dans le groupe des gravelles diathésiques.

SECONDE PARTIE

Traitement de la gravelle urinaire par les eaux minérales.

I. — TRAITEMENT DE LA GRAVELLE PHOSPHATIQUE.

C'est, avons-nous dit, le catarrhe vésical qui engendre la gravelle phosphatique, le muco-pus produisant une décomposition de l'urine qui provoque la précipitation de certains de ses éléments. Eliminer les graviers existants, en empêcher la reproduction, telle est la double indication qui surgit ; la plus difficile, mais non la moins importante à remplir, est la seconde.

On s'attachera donc, avant tout, à empêcher la stagnation de l'urine, principale cause du catarrhe vésical. Les malades devront s'attacher à laisser le moins possible séjourner l'urine dans la vessie, et à vider celle-ci complètement toutes les fois, car autrement, la partie supérieure limpide du liquide serait à peu près seule éliminée, tandis que les sables et graviers, le mucus, tous les dépôts enfin dont il est surtout urgent de se débarrasser, resteraient précisément toujours dans le bas-fond de la vessie. Outre les inconvénients inhérents à leur présence, ils auraient encore pour effet de servir d'appel à de nouveaux dépôts. On sait que la pierre n'a pas d'autre mode de formation et d'accroissement.

Grâce à ces précautions, on n'expulse d'ailleurs pas seulement la gravelle, on traite aussi par cela même très-efficacement le catarrhe vésical qui l'a engendrée et qui l'entretient.

Il est des individus dont le bas-fond de la vessie déprimé ne peut se vider complètement ou ne le peut que difficilement. C'est alors que les irrigations vésicales, surtout faites avec les eaux minérales, rendent de grands services. Après ces irrigations, restât-il dans la vessie un peu de liquide, il ne contient plus de dépôt et n'est plus nuisible.

Même en dehors de ces cas défavorables, ces irrigations rendent de grands services, dirigées contre le catarrhe vésical qu'elles modifient, dans quelques cas, très-favorablement et très-rapidement.

C'est de préférence à la source hyposthénisante du Bouridé, à Capvern, qu'il faut avoir recours chez les sujets éréthiques, surtout les goutteux et les rhumatisants, pour ces irrigations.

D'une manière générale, pour l'usage en boisson, notamment les eaux à minéralisation faible, diurétique, de Pougues, Vittel, Contrexéville, Evian, Molitg, Saint-Alban, etc., sont très-utilement employées pour produire un sorte de lavage des voies urinaires qui, en favorisant l'expulsion des graviers, modifie la muqueuse. En même temps, leur action sur le tube digestif modifie favorablement la dyspepsie.

L'eau sulfatée calcique et ferrugineuse de Capvern, toutefois, doit être préférée dans la généralité des cas. En effet, elle possède, comme les précédentes, cette action diurétique à laquelle elles doivent leur succès; mais elle offre en outre une action très-marquée sur l'état général : l'hypochondrie avec la dyspepsie disparaissent ; l'éréthisme nerveux s'apaise, si l'on joint, à l'usage interne de l'eau de la *Hount-Caoude*, les bains du *Bouridé*. Et l'on comprend l'importance de ces effets, quand il s'agit des graveleux, qui sont si souvent bien plus tourmentés par ces épiphénomènes que par leur gravelle elle-même. C'est surtout au point de vue du relèvement de l'économie dont la nécessité se fait à peu près toujours sentir dans la gravelle et le catarrhe vésical, que les eaux de *Capvern* sont utiles. Ajoutons que leur action laxative, dérivative, sur le tube digestif, si utile dans l'espèce, est bien plus fidèle que l'action des eaux de Contrexéville. On peut voir, en effet, celle-ci amener parfois, au contraire, la constipation, qu'il est si utile de tenir éloignée.

A *Vichy* et à *Vals*, c'est à peu près exclusivement de gravelle urique qu'il s'agit, et les gravelles catarrhales n'en sont pas justiciables.

Mais, dans bien des cas, si l'on ne se préoccupe que de la gravelle et du catharre, on court le risque de se consumer en vains efforts.

Que de fois c'est la cause même du catarrhe qu'il faut d'abord supprimer, si l'on veut ensuite, pour ce qui est du catarrhe et de la gravelle, arriver à un résultat satisfaisant. On recherchera, pour les traiter d'abord, les affections de la prostate, les rétrécissements de l'urèthre, etc., toutes les altérations, en un mot, qui, empêchant l'urine de s'écouler librement, entretiennent le catharre. Cela fait, si on se trouvait en présence de lésions qui, une fois guéries, ne se reproduisent pas, une seule saison, dans une station appropriée, avec un traitement bien dirigé, suffira le plus souvent pour empêcher leur reproduction.

Dans les cas de catarrhe vésical, tenant à une diathèse telle que la goutte, l'herpétis, etc., les eaux dont nous avons parlé feront disparaître et la gravelle et le catarrhe ; mais si l'on veut ne pas les voir se reproduire, il faudra ensuite instituer le traitement de cette diathèse elle-même.

II. — TRAITEMENT DE LA GRAVELLE URIQUE

La première idée qui devait se présenter à l'esprit du médecin, c'était évidemment de chercher à dissoudre les concrétions urinaires On n'y a pas manqué.

Et la thérapeutique est encombrée de prétendus lithontriptiques dont les propriétés sont désormais reléguées au domaine des fables.

Pas plus que ces médicaments, aucune eau minérale ne possède cette vertu, les bicarbonatées sodiques pas plus que les autres. Outre que cette vertu n'avait jamais eu un commncement de démonstration, il est démontré aujourd'hui qu'elle ne peut exister. On a mis dans des soucoupes des dépôts uratiques avec de l'eau de Vichy, et les dépôts ont été attaqués par cette dernière; mais cette expérience, dont on a fait grand bruit pendant un moment, ne prouve absolument rien, car d'abord le corps humain n'est pas une simple cornue dans lequel il suffise d'introduire une substance chimique pour qu'elle aille précisément se porter vers telle autre substance sur laquelle on a intérêt qu'elle agisse de manière à former avec elle, un nouveau corps inoffensif ou facile à éliminer. — Il y a mieux : pût-on produire dans le corps des réactions déterminées, aussi facilement que dans une soucoupe, l'expérience en question ne prouverait encore rien. C'était le bicarbonate de soude qui dissolvait ici les dépôts uratiques. Or il ne faut pas être bien grand physiologiste pour savoir que le bicarbonate de soude aussitôt dans l'économie est transformé en carbonate de soude, lequel est sans action sur les urates.

Les prétendus « fondants » des pierres biliaires ou urinaires sont donc malheureusement une véritable chimère, et si l'on veut être fixé sur la valeur que leur accordent aujourd'hui ceux-là même qui leur avaient d'abord prêté l'appui de leur autorité, on n'a qu'à lire ce qu'en dit Mialhe :

« La dissolution des calculs biliaires et vésicaux par l'administration des médicaments spéciaux de nature alcaline, les *lithontriptiques*, est une *illusion thérapeutique* que nous avons partagée pendant longtemps ; une étude approfondie des phénomènes physiques, chimiques et physiologiques qui ont lieu dans l'économie animale, pendant l'administration de l'eau de Vichy, nous a conduit à modifier nos convictions à ce sujet. Nous croyons maintenant, avec Durand-Fardel et Golding Bird, que les recherches physiologiques devraient avoir pour but de faire connaître à la médecine des agents propres *à empêcher la formation* de dépôts morbides, plutôt que de trouver moyen d'opérer leur dissolution dans les cavités organiques qui les recèlent. »

Ne pouvant arriver à dissoudre les concrétions

existant déjà, on a cherché à les empêcher de se former. C'étaient là de plus saines tendances, mais des vues trop exclusivement chimiques ont encore d'abord embarrassé la route.

Au lieu d'être alcaline comme à l'état normal, avança-t-on, la réaction du sang devient acide chez les goutteux, et l'on ajouta : par l'usage des alcalins, on ramène le sang à sa réaction normale.

Double erreur absolue : les belles expériences de Claude Bernard ont établi sur des bases inébranlables la fixité de composition du liquide sanguin. Pour ce qui est de son état dans la goutte notamment, l'acide urique, à mesure qu'il est jeté dans le torrent circulatoire, s'élimine par les reins, ou se dépose dans les tissus sous forme d'urate de soude; il ne peut donc en rien acidifier le sang.

Les alcalins ne peuvent donc pas ramener à son état normal sa réaction, puisqu'elle n'a pas changé.

Battue sur le terrain de la chimie pathologique, la médication alcaline a eu encore à subir de rudes assauts de l'observation clinique. On sait le peu de succès qu'ont eu les *lessives lithontriptiques*. Et les eaux minérales alcalines elles-mêmes ont été passées au creuset d'une sévère critique : « Pour moi, disait Trousseau, je ne connais pas de médication plus périlleuse que celle de ces eaux administrées sans réserve, sans discernement, sans tenir compte des conditions individuelles de santé, de la forme de la goutte, sans faire attention si l'acccès passé l'est déjà depuis longtemps, s'il n'y a pas imminence d'une nouvelle attaque. Il n'est pas d'année que je n'aie à constater leurs fâcheux résultats, (Trousseau : clinique médicale, tome III, p. 387 ; 4e édition.)

Et Trousseau avait raison en un sens ; l'usage intemptif des bains, l'usage immodéré de l'eau en boisson, tel qu'il se pratiquait autrefois, amène de l'insommie, de l'agitation, de la céphalalgie, des éblouissements, des vertiges, un mouvement fébrile, et en même temps l'aggravation de l'état morbide. Les malades qui boivent trop d'eau d'une manière continue peuvent même tomber dans un état cachectique, dont le tableau d'ailleurs a été beaucoup chargé.

On ne va plus aujourd'hui si loin que Troussseau ; seuls en effet les remèdes sans action n'ont pas provoqué des réserves. Nous en dirons même autant de l'emploi des eaux alcalines dans la gravelle urique. Mais ici, leurs indications et leurs contr'indications doivent être pesées plus soigneusement encore. Car les eaux de Vichy sont excellentes à la fois pour remonter l'économie, et modifier l'état diathésique. Mais l'énergie de ces eaux est précisément trop grande, et malheureusement il est trop souvent imprudent d'y avoir recours chez les graveleux ; ces eaux amènent alors parfois des accidents dont les plus fréquents et les plus à redouter sont les accidents de dysurie. C'est donc exclusivement chez les sujets torpides, difficilement irritables, qu'il faut les employer ; elles produisent alors d'excellents effets. Encore les médecins de Vichy, qui le savent bien, surveillent-ils attentivement la cure, dont tout le bénéfice peut se trouver compromis par un de ces accidents arrivant inopinément.

Pour ce qui est des cas où les eaux de Vichy sont contr'indiquées, les principaux sont les suivants :

1° Dans un moment d'exacerbation ; 2° quand il y a inflammation ou menace d'inflammation de la vessie et surtout de l'uretère et du bassinet; une pyélo-néphrite pourrait alors amener une terminaison rapidement fatale ; 3° quand on a affaire à un malade érethique et surtout sujet à la dysurie ou à la rétention d'urine ; 4° quand le malade est dans un état avancé de cachexie, celle-ci arriverait promptement à la dernière période ; 5° quand avec la gravelle il existe des calculs ; 6° quant à l'accusation portée contre Vichy, d'augmenter l'état général d'uricémie qu'on le croyait combattre, les avis sont partagés.

C'est à la source de la *Grande-Grille* ou à celle des *Célestins* que l'on adresse les graveleux, à moins d'indications spéciales qui peuvent faire préférer les sources ferrugineuses de l'*Hôpital* ou de *Mesdames*, ou bien la source ferro-arsénicale de *Lardy*.

Les eaux de *Vals* comportent les mêmes indications, et les mêmes contr'indications. Mais leur activité plus grande doit les faire prescrire avec plus de circonspection encore, et la cure doit être encore plus attentivement surveillée.

Toutes ces eaux agissent en imprimant à la nutrition une direction nouvelle : « ces eaux, dit Durand-Fardel, nous paraissent agir à titre de médication altérante sur l'état constitutionnel (vice de nutrition) qui préside à l'apparition des graviers. »

En opposition avec les eaux Alcalines fortes, se trouvent les eaux bicarbonatées calciques de *Contrexéville* (source du Pavillon), *Pougues*, *Vittel* (grande source), *Evian*, *Martigny*, etc., qui, sauf une activité variable, agissent surtout comme diurétiques par le « balayage » des voies des graviers qui les encombrent et modifient, par cette sorte d'irrigation, l'état catarrhal ou subinflammatoire que la gravelle entraîne après elle.

Ces eaux ne présentent donc pas les dangers de la médication alcaline forte ; elles ont en revanche cette infériorité de ne faire qu'expulser les graviers : elles n'ont pas d'action en effet, ou n'en ont que bien peu sur la nutrition générale.

Les eaux sulfatées calciques et ferrugineuses de *Capvern* participent, quant à elles, de l'action presque exclusivement diurétique de ces dernières et de l'action reconstituante et modificatrice de la nutrition générale que possèdent les eaux alcalines fortes de Vichy.

Les eaux de Vichy théoriquement très-bonnes contre la gravelle urique, nous l'avons vu, ne peuvent la plupart du temps être employées sans les plus grandes précautions ou même souvent sans danger. Presque toujours la présence des graviers entraine une inflammation plus ou moins sourde, plus ou moins vive des voies urinaires, et n'en existât-il pas, on devra veiller à ne pas la provoquer chez les graveleux à muqueuse urinaire irritable. Bien souvent il y a des calculs dans la vessie. Enfin l'état général de débilité et d'éréthisme indépendants ou parallèles, constituent autant de conditions imposant une extrême réserve dans l'administration des eaux bicarbonatées sodiques. Toutes ces considérations constituent des indications des eaux sulfatées calciques et ferrugineuses de *Capvern*. Assez douces pour qu'on n'ait pas à redouter d'elles, si elles sont sagement administrées, des accidents toujours regrettables, elles présentent sur les eaux bicarbonatées calciques citées plus haut, l'avantage d'une action très-marquée sur l'état général. Ainsi que le montrent, non-seulement les observations prises à *Capvern* par tous les médecins qui y ont exercé, mais encore par les renseignements qu'ont bien voulu nous donner divers médecins qui y adressent leurs malades, au bout de peu de temps l'appétit s'accroît, les fonctions digestives se régularisent, les forces renaissent, l'éréthisme se calme, l'hypochondrie disparaît En même temps les graviers et les sables sont éliminés, l'imflammation et l'irritabilité des voies urinaires, surtout des premières voies, s'apaise.

Ce qui prouve déjà qu'il y a eu ici plus qu'un simple lavage dû à l'action diurétique des eaux. Mais il y a mieux; elles paraissent agir sur l'uricémie elle-même, en provoquant l'issue de l'acide urique par le filtre rénal. En effet, pendant la cure, on constate fréquemment que les malades rendent beaucoup plus de sable fin que d'habitude, et, la cure finie, ils restent un temps parfois long sans voir apparaître au fond de leur vase le moindre dépôt rougeâtre. Les eaux de *Capvern* nous paraissent donc avoir dans la gravelle urinaire l'action multiple suivante :

1° Elles entraînent les sables et les graviers par le « lavage; »

2° Elles modifient favorablement l'état catarrhal et subinflammatoire;

3° Elles modifient la dystrophie constitutionnelle,

comme les eaux de Vichy, mais moins violemment; elles « donnent à la nutrition générale une impulsion nouvelle peu favorable à la formation de l'acide urique, et par conséquent de la gravelle ; »

4° Elles font disparaître la dyspepsie, l'éréthisme, l'hypochondrie. Elles produisent une dérivation intestinale favorable ;

5° L'anémie globulaire amène et entretient le défaut de contractilité de la vessie, et par suite la stagnation de l'urine. C'est un état favorablement modifié par ces eaux, surtout si à leur administration en boisson on joint des irrigations vésicales avec l'eau minérale.

Nous ne voulons pas dire, toutefois, que dans les cas d'éréthisme et d'inflammation la cure ne doive pas être surveillée. On sait l'action puissante de ces eaux sur la circulation sous-diaphragmatique, et surtout sur les circulations rénale et hémorrhoïdaire. Dans une cure sagement conduite toutefois, les accidents sont bien rares.

Sans accidents proprement dits, il arrive souvent que l'eau de la *Hount-Caoude* amène une trop grande excitation. En pareil cas, on a recours à l'eau hyposthénisante de la source de *Bouridé*, prise en bains (1).

(1) De telles conditions suffiraient amplement à expliquer la vogue si rapide, et de jour en jour croissante, de cette station, si elle ne présentait une appropriation plus précise encore que celle qui vient de nous occuper. Il est une circonstance, en effet, que l'on ne saurait trop faire ressortir : c'est *l'action en quelque sorte spécifique que ces eaux exercent sur la* PROSTATE, c'est leur appropriation spéciale aux maladies de cette glande, et plus particulièrement à la *prostatite subaiguë*, ainsi qu'aux *pertes séminales*.

III. LA GRAVELLE OXALIQUE.

Ainsi que les gravelles de *cystine* et de *xanthine* elle ne présente rien de particulier à signaler pour son traitement. Leurs indications se confondent avec celles que nous avons posées plus haut.

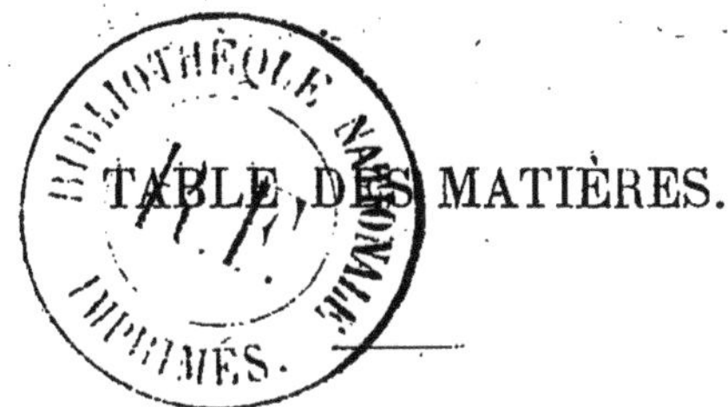

TABLE DES MATIÈRES.

A. Parent, imprimeur de la Faculté de Médecine, rue M.-le-Prince, 31

www.ingramcontent.com/pod-product-compliance
Ingram Content Group UK Ltd.
Pitfield, Milton Keynes, MK11 3LW, UK
UKHW020955220726
13924UKWH00002B/705